DES

MALADIES CHRONIQUES

RÉPUTÉES INCURABLES.

Maladies de poitrine ; affections nerveuses, goutteuses, rhumatismales, lymphatiques, scrofuleuses, scorbutiques, cancéreuses, syphilitiques : maladies de la peau ; maladies des yeux ; paralysies, affections de vessie, de matrice; etc., etc., etc.

ET

DE LEUR TRAITEMENT RATIONNEL

PAR L'HYGIÈNE ET LE RÉGIME ALIMENTAIRE

ASSOCIÉS A UNE MÉDICATION SPÉCIALE

SUIVIS D'UNE

Appréciation des méthodes médicales régnantes ;

PAR

Le docteur DESPARQUETS,

Médecin du Gymnase des Tuileries.

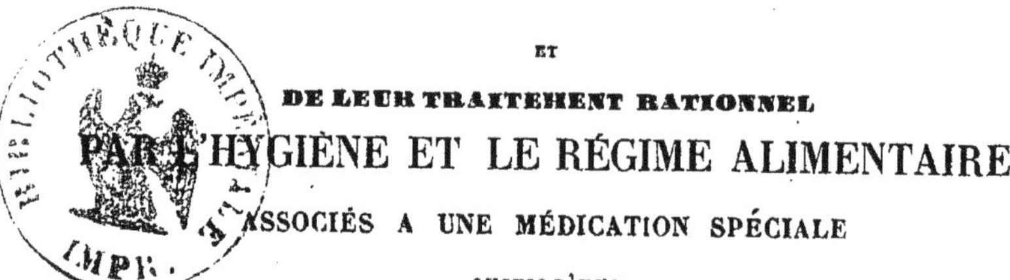

PARIS,

CHEZ L'AUTEUR, RUE DE BOURBON-VILLENEUVE, 45,

ET DANS TOUTES LES LIBRAIRIES MÉDICALES.

1855

Paris. — Imp. de Moquet, rue de la Harpe, 92

Le but que nous nous proposons dans cette brochure, qui s'adresse aussi bien aux gens du monde qu'aux médecins, est d'appeler l'attention sur l'*hygiène* et le *régime alimentaire dans le traitement des maladies chroniques.* Ces moyens, beaucoup trop négligés de nos jours, pour ne pas dire complétement délaissés, secondent puissamment l'effet des médicaments appropriés à chacune de ces affections. Nous les considérons comme la base indispensable de tout traitement dans ces sortes de maladies ; aussi doit-on apporter les soins les plus scrupuleux dans leur emploi, qui exige une grande expérience et une connaissance approfondie de la nature et des causes de l'affection qu'on veut combattre.

Nous chercherons aussi à détruire une opinion aussi fausse que désastreuse, qui a pour résultat de jeter le désespoir dans l'âme des malades et de plonger les médecins dans le découragement, et qui consiste à regarder les maladies chroniques comme *incurables.* Cette opinion, professée et accréditée par la médecine classique et soi disant officielle, ne laisse aux malheureux qui sont atteints de ces affections, que la seule ressource de se jeter entre les mains du charlatanisme dont les annonces mensongères guérissent tout.

Enfin, nous terminerons par un examen rapide des systèmes et des méthodes thérapeutiques en vogue de nos jours, et nous ferons voir que la plupart doivent être plutôt considérés comme des entreprises industrielles que comme des systèmes sérieux de l'art médical.

Disons d'abord comment nous comprenons la médecine et les devoirs du médecin.

La médecine est l'art de traiter les maladies, de les diriger et de les guérir. Elle a sa source dans l'observation de l'organisme vivant, sentant et réagissant. Elle est basée sur l'observation, l'expérience et le raisonnement ; toutes les sciences sont du ressort de la médecine, mais particulièrement les sciences physiologiques, anatomiques, physiques, chimiques et naturelles. Conserver la vie des hommes, et, quand il y a possibilité, la prolonger, tel est le but suprême de la médecine.

Vivre pour les autres, et non pour soi, telle est la devise de la profession médicale. Sacrifier son repos, les agréments de la vie, ses intérêts, sa santé, et au besoin son existence et sa réputation pour sauver la vie et la santé des autres, tels sont les devoirs du médecin.

Dans l'exercice de son art, il faut que le médecin sache inspirer la confiance, qu'il soit affable, bienveillant et compatissant ; il doit donner son attention toute entière au patient, l'écouter avec recueillement ; il faut que nulle circonstance ne lui échappe, qu'il interroge tout avec soin; car les moindres détails dans les cas graves et obscurs peuvent avoir une grande importance pour les intérêts du malade ; enfin il faut un sang-froid que rien ne puisse émouvoir.

La fréquence des visites sera subordonnée à la gravité des cas et aux désirs exprimés par les malades ; c'est de la part du médecin une affaire de tact et de délicate réserve.

Une véritable visite doit être faite avec calme, avec

recueillement, et ne pas être trop courte ; il faut que le médecin y soit tout entier, que son attention porte uniquement sur le malade, qu'il en fasse une étude complète. De cette façon, il inculque au malade la conviction de l'intérêt que sa position lui inspire et gagne ainsi sa confiance. Il s'établit alors entre eux un rapport parfait, un rapprochement intime qui permet d'approfondir la maladie, de plonger un regard scrutateur jusqu'au fond de son essence, qui apprend à bien comprendre les appels que la nature fait à l'art, et qui suscite en nous des inspirations qui serviront à combattre efficacement l'affection qui se présente.

L'application de ces principes est surtout d'une rigoureuse obligation, lorsqu'on a affaire à des maladies chroniques dont le siége, la nature et les causes sont si difficiles à bien déterminer.

L'art de formuler est de la plus grande importance, et mérite plus d'attention qu'on ne lui en accorde ordinairement. C'est le dernier résultat de l'examen fait par le médecin, et nous considérons comme un devoir pour tout praticien de relire ses ordonnances après les avoir écrites. Que d'accidents sont arrivés, et arrivent encore journellement pour avoir négligé ce soin ! trop de précipitation , une faute même d'écriture peuvent compromettre le sort du malade et la réputation du médecin.

Dans les cas les plus graves, lorsque tout a été tenté pour ravir à la mort le malade qui s'est confié à nos soins, le rôle du médecin n'est pas encore fini. C'est un devoir pour lui, et un grand mérite, s'il ne peut guérir, de prolonger la vie, et de la rendre supportable. Combien sont donc coupables ceux qui, méconnaissant leur mission, se rebutent ou demeurent spectateurs oisifs, négligent leurs malades ou les abandonnent ! En pareil cas, l'intérêt doit s'accroître dans notre cœur. L'infortuné qui souffre sans espoir a des titres plus sacrés à notre compassion, que celui à qui la perspective de guérir rend ses douleurs moins amères, et c'est une belle œuvre de nourrir le reste d'espérance qui ne s'éteint jamais dans le cœur même du plus malheureux, et de consoler au moins quand on ne saurait sauver. D'ailleurs, qui peut toujours affirmer avec certitude de ne point se tromper, qu'il n'y a plus de salut ?

On doit poser comme une règle importante de ne jamais perdre ni l'espoir ni le courage. L'espérance suggère des idées, ouvre de nouvelles voies à l'esprit, et peut même rendre possible ce qui semblait ne point l'être. Celui qui n'espère plus cesse de penser; il tombe dans l'apathie, et le malade doit nécessairement périr, puisque celui qui était appellé à le secourir reste inactif. Le médecin ne doit même pas abandonner l'agonisant, dont il peut encore être le bienfaiteur, en lui rendant la mort moins cruelle.

CONSIDÉRATIONS GÉNÉRALES

sur les causes, la nature et le traitement

DES

MALADIES CHRONIQUES RÉPUTÉES INCURABLES.

On entend, par maladies chroniques, toutes les maladies dont la durée est longue et la marche lente, par opposition aux maladies aiguës dont la durée est courte et la marche rapide. Les maladies chroniques persistent, en effet, ordinairement fort longtemps, le plus souvent pendant toute la vie, lorsqu'elles sont abandonnées à elles-mêmes. La plupart d'entre elles rendent non-seulement l'existence à charge aux malheureux qui en sont atteints; mais elles abrégent encore leurs jours. Si les maladies aiguës peuvent quelquefois se guérir par les seuls efforts de la nature, sans l'intervention de l'art, il n'en est pas de même des maladies chroniques; c'est, en effet, dans ces affections que se révèle toute la puissance de la médecine. Aussi Cœlius Aurélianus, célèbre médecin du 2e siècle, s'exprime-t-il ainsi, en parlant des affections chroniques : « Les maladies « aiguës se guérissent assez souvent d'elles-mêmes, soit « par les seuls efforts de la nature, soit même par un pur « effet du hasard. Les maladies chroniques, au contraire, « ne guérissent ordinairement ni par le hasard, ni par le « bienfait de la nature; elles réclament formellement l'in-« tervention d'un médecin habile, et lui préparent, s'il

« réussit, une part de gloire plus grande et plus assu-
« rée. » Pénétré de ces idées, nous avons toujours dirigé
nos études vers ce but, le plus digne, suivant nous, d'exciter le zèle du médecin et de lui inspirer de l'intérêt ; et
quinze années de pratique, d'observations et d'expérience, nous ont fait adopter, dans ces maladies si rebelles, une méthode de traitement dont les beaux résultats
nous dédommagent largement aujourd'hui, des recher-
ches et des travaux auxquels nous nous sommes livré
avec tant d'opiniâtreté.

On peut dire, sans crainte d'être démenti, que la thérapeutique des affections chroniques n'existe pas dans la
science ; mais, est-ce une raison pour les considérer
comme incurables ? Avant la découverte du quinquina,
de la vaccine, etc., on ne pouvait ni guérir les fièvres
intermittentes, ni prévenir le développement de la petite
vérole, et pourtant ces moyens n'en existaient pas moins
dans la nature ; seulement, il fallait les trouver.

S'il plait aujourd'hui aux hommes placés à la tête de la
science officielle de déclarer que la plupart des maladies
chroniques sont des ennemis avec lesquels il faut s'ac-
coutumer à vivre, et cela, parce qu'ils sont impuissants
devant ces ennemis qu'ils n'ont pu vaincre, doit-on perdre courage et renoncer à tout espoir de guérison ? Non
assurément ; et il ne faut accepter qu'avec réserve l'arrêt
suprême prononcé par ces savants trop habitués à se poser en souverains arbitres de nos santés.

On voit tous les jours de modestes praticiens, d'obscurs
guérisseurs, comme ils se plaisent à les appeler, rendre
plus de services à l'humanité souffrante, que toutes ces
célébrités plus occupées de la recherche des honneurs et
des dignités que de la guérison de leurs malades.

Quand un malade se présente à nous, quelque grave que soit sa position, nous ne devons jamais le considérer comme incurable; car quel est l'homme dont le savoir et l'expérience sont assez étendus pour se prononcer d'une manière aussi affirmative ? N'a-t-on pas vu, maintes fois, des malades abandonnés par leurs médecins, guérir par les seules forces de la nature ? Il faut donc, étudier avec persévérance les moyens dont la nature se sert pour opérer ces guérisons, et nous initier à ses actes ; c'est là le but que doit se proposer tout médecin désireux de rendre l'art de guérir une science aussi positive que possible. En agissant ainsi, il fera des cures dont lui-même s'étonnéra tout le premier.

Nous reconnaissons aux affections chroniques une cause générale, c'est-à-dire un principe morbifique faisant en quelque sorte partie de la constitution de l'individu, dont la santé est soumise à cette influence. C'est cette cause qu'il faut s'attacher à connaître, et l'on y parvient le plus souvent en étudiant avec soin les manifestations par lesquelles elle annonce son existence. Quand on est arrivé à la connaissance de ce principe morbifique, le plus grand pas est fait ; il ne reste plus qu'à appliquer le traitement approprié, et le résultat fait bientôt connaître si l'on est tombé juste.

L'opinion que nous nous sommes faite sur la nature des maladies chroniques, nous a tracé les règles de conduite à suivre dans leur thérapeutique. En effet, à une cause générale on ne peut appliquer qu'un traitement général. Pourtant il arrive dans certaines affections, telles que les maladies de peau, les maladies des yeux, les écoulements chroniques chez les deux sexes, etc., que la cause générale s'épuise et que les symptômes qui restent, constituent toute la maladie ; on doit dans ce cas s'attaquer au siége du mal par une médication locale.

Notre traitement est surtout basé sur l'hygiène et le régime. Ces deux parties de la thérapeutique, beaucoup trop négligées de nos jours, rendent pourtant les plus grands grands services à celui qui sait s'en servir avec discernement. Les anciens connaissaient bien toutes les ressources qu'ils pouvaient offrir, puisqu'en parlant de l'alimentation, Celse et Pline disaient : « qu'un aliment con-« venable, bien choisi, était le meilleur de tous les remè-« des, et qu'il y avait souvent plus de remèdes dans la « cuisine que dans la pharmacie. » Bien qu'il y ait de l'exagération dans cette manière de s'exprimer, il n'en faut pas moins convenir que le régime dans les maladies, et surtout dans les maladies chroniques, est beaucoup plus important que ne le pensent les médecins de notre siècle. Il vient puissamment en aide aux médicaments appropriés à chacune des affections qui nous occupent, et contribue pour sa bonne part à leur guérison.

Dans les maladies héréditaires et de longue date, maladies faisant, pour ainsi dire, partie de la constitution, il serait absurde de se flatter qu'on puisse les détruire en peu de jours, quelle que soit l'énergie des remèdes employés ; il faut nécessairement, pour arriver à une guérison radicale, un temps plus ou moins long, subordonné à l'ancienneté et à la gravité du mal ; on comprendra alors facilement de quelle importance peuvent être une hygiène spéciale et une alimentation destinée à régénérer, en quelque sorte, la constitution détériorée par le principe morbifique. Ce n'est qu'à la condition de ce traitement autant hygiénique que médical, et par conséquent facilement supportable, que les malades peuvent rester

soumis à une médication de longue durée. S'il fallait détruire brusquement par des substances énergiques les
causes du mal, comme le voulaient les médecins chimistes,
assurément aucun tempérament ne pourrait y résister,
et les malheureux patients ne tarderaient pas à succom-
ber sous l'influence de cette médecine incendiaire.

Le peu de succès qu'on obtient généralement dans
les maladies chroniques, vient surtout de ce que les médecins, sous le joug de la doctrine anatomo-pathologique, doctrine qui règne encore aujourd'hui toute puis-
sante dans la pratique, prennent constamment l'effet
pour la cause. Quelques exemples suffiront pour me faire
comprendre facilement, même des personnes étrangères
à la médecine : dans la phthisie pulmonaire, que trouve-
t-on à l'autopsie des individus qui ont succombé à cette
cruelle maladie ? Des ulcérations et des abcès dans les poumons. S'ensuit-il de là que cette affection soit une inflam-
mation du poumon poussée jusqu'à l'ulcération et à l'abcès ? Non évidemment. Ces lésions ne se sont déclarées
qu'à la dernière période de la maladie dont elles sont les
conséquences. Il y a donc une cause générale qu'il faut
admettre.

Chez les individus atteints de cancer sur une partie
quelconque du corps, que fait-on ordinairement ? On
opère; c'est-à-dire qu'on enlève l'organe cancéreux. Mais
une tumeur de même nature se reproduit dans le voisi-
nage, et une nouvelle extirpation n'a pas de plus heureux
effet; car l'affection ne tarde pas à reparaître de nouveau,
et toujours avec un degré croissant d'intensité ; les ora-
ganes dépérissent, l'infection cancéreuse se développe
de plus en plus, et les malades succombent en définitive
par les progrès du mal. Il y avait donc là encore une cause

générale qu'il fallait combattre, et qui a été négligée.

Si dans une tumeur articulaire, dite tumeur blanche, dans une carie, ou dans une luxation spontanée, maladies qui ne sont que des symptômes de la diathèse lymphatique , scrofuleuse ou syphilitique, ou dirige le traitement contre l'affection locale seule, on n'obtiendra aucun succès si à ce traitement local on n'ajoute pas une médication générale destinée à combattre avec efficacité l'état constitutionnel. Il en est de même pour les affections tuberculeuses, lymphatiques, goutteuses, scrofuleuses, scorbutiques, nerveuses, rhumatismales, syphilitiques, etc.; en un mot, pour toutes les maladies qui nous occupent.

Nous allons donner un aperçu rapide des moyens thérapeutiques généraux à employer dans les affections que nous étudions. Partant de ce principe, que l'art de guérir consiste avant tout à détruire les causes mobifiques, à soutenir et diriger les forces de la vie, et à mettre les malades dans les conditions les plus favorables à leur guérison, nous devons admettre que le médecin ne doit jamais agir que de concert avec la nature. Il fallait alors étudier comment agissait la nature médicatrice. Nous trouvons trois modes d'action au moyen desquels elle combat les maladies qui attaquent l'humanité : 1° par expulsion ou élimination de la cause morbifique ; 2° par neutralisation ou destruction de cette cause ; 3° par récorporation ou réparation du mal occasionné par elle.

Ces trois modes d'action constituent toute la thérapeutique. En effet, que peut-on faire de plus, si ce n'est chasser le principe du mal, le neutraliser et réparer les désastres qu'il a causés.

PHTHISIE PULMONAIRE. — Nous commencerons par faire

l'application de ces principes à cette terrible affection qui figure en première ligne parmi les causes de destruction de l'espèce humaine.

Pour nous, la phthisie pulmonaire reconnaît trois causes principales : l'hérédité ; le catarrhe pulmonaire négligé ; et l'épuisement causé par une alimentation insuffisante, le froid, l'humidité, le défaut d'air pur, et les excès vénériens.

Chez les phthisiques ou poitrinaires, comme on les appelle vulgairement, le dépérissement ou la consomption est le caractère principal de cette affection générale. Chez ces malades, la digestion se faisant mal et l'assimilation ou nutrition étant incomplète, il est bien évident qu'on doit chercher d'abord à modifier leur alimentation et leur hygiène pour arriver à leur reconstitution. On rappellera l'appétit par l'usage d'un vin amer aromatisé, on obtiendra la régénération du sang par un régime analeptique aussi varié que possible, par les préparations ferrugineuses, l'huile de foie de morue associée à un peu de liqueur alcoolique et dosée avec intelligence, et les sucs végétaux toniques et dépuratifs ; enfin on aura recours aux modificateurs hygiéniques propres à réveiller et à exciter le principe et les forces de la vie, et aux préparations pharmaceutiques capables de tonifier et même de stimuler légèrement l'économie. Quant aux révulsifsdirigés contre les altérations anatomiques des poumons, tels que les vésicatoires, les cautères, les sétons, les moxas, etc., nous les avons bannis de la thérapeutique de cette affection. La seule médication locale que nous employons, est l'administration de vapeurs balsamiques dirigées dans les poumons, et encore avons-nous rendu ce moyen plus général que local en faisant charger de ces principes l'air de l'appartement dans lequel se trouve le malade.

Avec ce traitement, que nous avons adopté depuis bien des années, nous avons obtenu de nombreux succès chez des malades condamnés à une mort certaine, et si nous ne guérissons pas tous les poitrinaires qui se présentent à nous, pas un n'a suivi nos conseils sans obtenir une amélioration des plus notables.

Nous ne pouvons résister au désir de citer ici deux cas de phthisie bien confirmée, chez deux jeunes personnes à qui nous avons donné nos soins, l'une en 1846 et l'autre en 1849; toutes deux étaient désespérées par leurs médecins, et leurs familles les considéraient comme perdues. Eh bien ! après cinq ou six mois de traitement, elles ont recouvré toutes deux un état de santé florissante qui ne s'est pas démenti depuis : l'une d'elles est aujourd'hui mariée et mère de famille.

Disons que pour adopter l'opinion de la curabilité de la phthisie, il faut rejeter une foule d'erreurs accumulées depuis bien des années dans les livres et les leçons de nos professeurs, et accréditées dans l'esprit de la plupart des médecins ; il faut faire justice de l'opinion de MM. Louis, Andral, Bouillaud, Piorry, etc., qui s'obstinent à ne voir dans cette affection générale que la lésion locale du poumon, opinion qui leur a fait adopter une méthode de traitement dirigée exclusivement sur l'organe malade, méthode désastreuse qui consiste à agir par les révulsifs (vésicatoires, cautères, sétons, saignées, sangsues, etc.), et qui a pour conséquence inévitable de ruiner l'économie, de favoriser le développement des tubercules, et de hâter les progrès de la maladie.

Névroses. Nous comprenons sous le nom de névroses, des maladies caractérisées par des troubles plus ou moins

violents des fonctions de la vie animale et de la vie organique, et dépendant d'un état morbide du système nerveux.
Les principales névroses sont : *l'épilepsie, la catalepsie,
l'hypochondrie, le tétanos, la danse de St Guy, le bégaiement, l'amaurose, la coqueluche, l'asthme, les palpitations, l'hystérie*, etc. Ces rebelles affections ont tellement
découragé les médecins qu'il s'en trouve bien peu aujourd'hui qui veuillent entreprendre de les traiter. Ces échecs
tiennent, nous en avons la certitude, à ce qu'on s'obstine
toujours à remédier aux symptômes de ces maladies, au
lieu de s'attaquer à l'état général. Pour obtenir des résultats dans le traitement des névroses, il faut avoir recours à une médication qui modifie puissamment l'organisation, aussi bien moralement que physiquement. En
première ligne viendra l'hygiène; car c'est elle qui fournira
les moyens les plus efficaces. Ainsi dans la *chorée* ou
danse de St Guy, on aura recours, et presque toujours
avec un succès complet, aux exercices gymnastiques et aux
bains sulfureux. *Le bégaiement*, que nous considérons
comme une chorée de la langue, sera toujours guéri par
des exercices méthodiques et réguliers de la prononciation, en un mot par une gymnastique de la parole.
Nous employons avec beaucoup de succès comme régulateur des sons articulés, le *métronome* dont se servent
les musiciens pour marquer la mesure. Avec cet instrument dont on peut retarder ou accélérer la marche, les
individus affectés de bégaiement prononcent chaque syllabe d'abord lentement, ensuite un peu plus vite, et arrivent bientôt à acquérir une prononciation normale. Dans
la *coqueluche*, le changement de localité suffit souvent
seul pour amener une guérison que n'ont pu procurer
toutes les poudres et tous les sirops prétendus spécifiques.

Il en est de même pour les autres affections de la même classe qui toutes seront avantageusement modifiées, sinon radicalement guéries, par les moyens que l'hygiène met à notre disposition, aidés, il faut bien le dire, de quelques médicaments spéciaux.

Névralgies. Les névralgies sont des affections douloureuses des nerfs, persistant d'une manière permanente, ou revenant par accès qui durent plus ou moins longtemps ; les principales sont : *la migraine, les névralgies faciales* dont la plus douloureuse est connue sous le nom de *tic douloureux de la face ; les névralgies dentaire, intercostale, intestinale, vésicale, etc.; la gastralgie* ou *affection nerveuse de l'estomac ; la sciatique,* etc. Dans ces affections comme dans les névroses, l'hygiène et l'alimentation, jointes à une médication générale sont de la plus grande importance. Il est un moyen qui nous a toujours réussi, moyen fort peu employé, attendu qu'il inspire des craintes exagérées, et que l'on ignore son influence bienfaisante dans ces cas : nous voulons parler des inspirations de chloroforme. Non-seulement elles calment les douleurs au moment de leur administration; mais leur emploi répété finit par éloigner les crises, et enfin par se rendre maître complétement de la douleur. Comme ces inspirations sont poussées fort peu loin, sans arriver à la perte de connaissance, leur danger est entièrement nul, surtout en des mains quelque peu exercées.

Ce que nous venons de dire pour la phthisie pulmonaire, les névralgies et les névroses s'applique à toutes les maladies qui reconnaissent un principe morbifique général, et qui par leur durée constituent la série des maladies chroniques, telles que les *affections lymphatiques, scrofuleuses, scorbutiques, goutteuses, rhumatismales, can-*

*céreuses, les ophthalmies, la cataracte, l'amaurose, la
fistule lacrymale, les paralysies sans lésion organique,
les maladies de la peau et du cuir chevelu, les hydro-
pisies, la gravelle, le catharre vésical, l'anémie, la chlorose ou pâles couleurs, la leucorrhée ou flueurs blanches,
les hémorrhoïdes, la syphilis constitutionnelle, etc., etc.*

Chez les femmes arrivées à l'époque de la cessation des
règles, ou âge critique, il est des précautions purement
hygiéniques qui sont de la plus grande importance, pour
éviter des accidents souvent fort graves, qui sont le triste
apanage de cette période difficile de la vie : tels que les
*pertes, les ulcères et cancers de la matrice; les affec-
tions rebelles de la peau,* qui se fixent surtout au visage;
les *hémorrhoïdes,* etc.

Il est encore quelques états spéciaux que nous voudrions
passer sous silence, attendu qu'ils ont été trop souvent
exploités par le charlatanisme, et dans lesquels nous
avons obtenu des résultats inespérés : nous voulons parler de la stérilité et de l'impuissance. La *stérilité,* si fré-
quente chez la femme, est toujours hors le cas de vice de
confirmation, subordonnée à une cause générale : telle
qu'une affection nerveuse, la chlorose, un engorgement
ou un déplacement de la matrice, une leucorrhée abon-
dante, un excès d'embonpoint, etc. Chez l'homme, l'*impuissance* tient surtout à l'épuisement causé par des
privations, des fatigues et des excès, ou à une affection syphilitique imparfaitement guérie. On voit donc qu'on peut
facilement rémédier à un état de choses, qui si souvent
dans les familles est une source de chagrins et de regrets.
La seule difficulté consiste à bien apprécier la cause première ; une fois ce but atteint, il n'y a plus qu'à détruire cette
cause pour en faire disparaître les effets.

Nous devons en terminant ces considérations générales appeler l'attention sur le moment opportun pour traiter les maladies chroniques. En général, plus on s'éloigne de l'époque de l'envahissement du mal, et plus la difficulté est grande et la médication de longue durée. Ce que nous disons là s'applique surtout au catharre et à la phthisie pulmonaire, et aux maladies des enfants qui tiennent à un vice scrofuleux. Cette dernière affection, lorsqu'elle n'est pas combattue dès le début, amène toujours à la longue des abcès froids, la carie des os, le rachitisme, les luxations spontanées et les déviations de la taille et des membres si difficiles à guérir, tandis qu'en modifiant le tempérament par un traitement général, on empêche constamment le développement de ces graves accidents.

Dans toutes ces affections, nous ne saurions trop le répéter, il ne faut jamais perdre de vue qu'il existe une cause générale qu'il faut détruire ; tandis qu'en cherchant à combattre quelques symptômes des plus apparents, comme cela se fait journellement, on n'obtiendra jamais de véritables succès. Il faut donc avant tout, un traitement général, auquel on adjoindra les médicaments que l'expérience a fait connaître comme spécifiques de chaque cas en particulier. Surtout, qu'on ait toujours bien présent à l'esprit que dans les *maladies chroniques*, L'HYGIÈNE ET LA SCIENCE DE L'ALIMENTATION ET DU RÉGIME fournissent à *l'art de guérir* les moyens les plus puissants.

Nous ne nous dissimulons pas la témérité qu'il peut y avoir à prétendre guérir des affections que la Faculté et les académies ont décrétées incurables ; mais ce reproche ne peut nous arrêter, attendu que nous n'avançons rien que nous ne puissions prouver au besoin, et que c'est d'après les données de notre expérience personnelle que nous affirmons obtenir des résultats que regardent comme impossibles les membres de ces corps savants, trop distraits de leur devoir médical par les préoccupations de l'amour-propre et de l'ambition.

Nous devons dire qu'il faut au médecin qui veut réussir dans le traitement des affections qui nous occupent, une grande persévérance, une conviction bien profonde dans les ressources de son art, et de longues heures consacrées à son malade, à qui il doit porter un intérêt que ni le temps, ni les difficultés ne doivent diminuer. De cette manière il captivera la confiance de ceux qui auront eu recours à ses soins, et agira aussi bien sur leur moral que sur leur physique, condition indispensable pour obtenir des succès.

Il nous reste maintenant à examiner les différentes doctrines médicales suivies aujourd'hui, et à apprécier leur valeur thérapeutique ; nous ferons tous nos efforts pour remplir avec justice et impartialité cette partie délicate de notre tâche.

Disons en passant que depuis Hippocrate jusqu'à nos jours, on compte environ trente systèmes qui ont eu chacun leurs jours de triomphe. Si toute vérité a pour caractère et pour principe de ne jamais changer, ne serait-on pas tenté de dire que la médecine n'existe réellement pas, qu'elle n'est qu'un mensonge de convention ? A cela nous répondrons qu'il ne faut pas confondre la vraie doctrine médicale avec les théories et les essais périssables qui s'élèvent autour d'elle pour tomber bientôt et faire place à d'autres théories d'aussi peu de valeur et d'aussi peu de durée.

La science médicale véritable est subordonnée aux lois

de la nature dont elle ne peut s'écarter sous peine de perdre son caractère vrai et inaltérable. Du reste, ce nombre prodigieux de systèmes et leurs vicissitudes continuelles s'expliquent par la multiplicité des sciences que la médecine embrasse. Pour comprendre le mécanisme de l'organisation humaine, il a fallu étudier la physique, la chimie, la mécanique, l'anatomie, la physiologie, etc. ; et par une conséquence inévitable, la médecine est devenue physique, chimique, mécanique, anatomique, physiologique, etc., suivant que les études étaient dirigées d'une manière plus exclusive vers l'une ou l'autre de ces sciences.

La médecine organique, anatomique, anatomo-pathologique, matérialiste, etc., est le système enseigné officiellement de nos jours dans les facultés, et mis en application dans la pratique par la généralité des médecins. Ce système est basé sur l'étude des altérations organiques trouvées sur le cadavre à l'autopsie : Bonnet, Morgagni et Bichat en sont les créateurs. Pour les médecins anatomistes ou matérialistes, il n'y a que des organes et des fonctions ; toute la science du diagnostic consiste à préciser sur le vivant les lésions dont il leur est trop souvent permis de vérifier l'existence ; mais ils se consolent facilement de la mort en constatant les ravages qu'elle a produits. Pour eux, toute la médecine doit tomber sous les sens ; ils prennent les signes physiques de la maladie pour la maladie elle-même. En un mot, ils confondent les maladies avec les dégénérations organiques qui n'en sont que les résultats éventuels et les conséquences. Il ne peut en être autrement d'un système dont la devise est que : *en dehors des organes matériels il n'y a rien.* Un pareil enseignement non seulement blesse à la fois le bon sens et la morale, mais il a aussi sur la thérapeutique l'influence la plus funeste. Quel résultat peuvent avoir les prescriptions d'un médecin matérialiste, quand on sait que la thérapeutique doit étudier les aspirations du moral aussi bien que les besoins du physique ; qu'elle doit connaître le cœur de l'homme pour écouter ses désirs, ses fantaisies, ses espérances et ses craintes, parce qu'alors elle peut agir avec succès sur les sensations et les idées ? On peut même dire qu'aujourd'hui on a complètement abandonné l'étude de cette science si belle et si utile, de cette science qu'on peut appeler le complément et la perfection de la médecine, puisqu'elle constitue essentiellement l'art de guérir.

L'homœopathie, doctrine publiée en Allemagne en 1810 par Samuel Hahnemann, consiste à traiter les maladies à l'aide d'agents doués de la propriété de produire sur l'homme sain des symptômes semblables à ceux qu'on veut combattre.

C'est l'application du principe *similia similibus curantur,* qui a été posé par Paracelse au quinzième siècle, lorsque ce célèbre médecin-alchimiste s'insurgeait avec une verve inépuisable contre le principe opposé de Galien *contraria contrariis curantur.* Hahnemann et ses *homœopathes* n'ont donc point inventé ce principe; le seul mérite qu'on puisse leur reconnaître, c'est de l'avoir travesti, de l'avoir rendu ridicule par leur dosage d'un millionième de grain. Selon les homœopathes, deux maladies semblales ne pouvant exister dans le même organe, *l'artificielle* qu'on produit avec le médicament détruit la *spontanée,* puis on fait cesser la maladie artificielle en suspendant l'emploi du médicament qui l'a produite. Ils ne combattent que les symptômes, négligeant la cause interne trop difficile, disent-ils, à apprécier.

Leurs médicaments se donnent à des doses qui n'excèdent pas souvent la quadrillionième ou la quintillionième partie d'un grain ; ils arrivent à cette division à l'infini, en mélangeant leur substance médicamenteuse avec cent parties d'une substance inerte, puis en prenant une partie de ce mélange, qu'ils mêlent de nouveau à cent autres parties de cette substance inerte, et ainsi de suite jusqu'à trente et quarante fois.

Ils donnent le nom de *dilutions* à ces mélanges répétés. Hahnemann enseigne comme point de doctrine des plus importants à retenir, qu'à chaque division ou dilution, le médicament acquiert un nouveau degré de puissance par le frottement ou la secousse qu'on lui imprime. « Aussi, dit-il, c'était avant moi un moyen inconnu de « développer des vertus inhérentes aux médicaments, « et l'expérience m'a forcé de réduire à deux le nombre « des secousses, dont auparavant je prescrivais dix à « chaque dilution. »

L'homœopatie a joui dans ces dernières années d'une assez grande vogue parmi les gens du monde, à qui il faut du changement et de la nouveauté, même en médecine. Comme ils tiennent avant tout à conserver leurs habitudes, à pouvoir continuer leurs occupations, et surtout à se livrer à leurs plaisirs, cette méthode ne pouvait manquer de leur convenir. En effet, l'homœopathie est fort accommodante sur tous ces points ; pourvu que l'on prenne ses globules atomiques ou ses inoffensives potions, peu importe le reste. Elle a du succès dans les affections légères que le temps seul suffit toujours pour guérir.

Aucune méthode thérapeutique moderne n'a été traitée avec autant d'égards que l'homœopatie ; on l'a expé·

rimentée sur une grande échelle et pendant long-temps dans les hôpitaux de Paris, Lyon, Bordeaux, Montpellier, Marseille, etc., et partout elle a fait preuve d'une telle impuissance, qu'on a dû, dans l'intérêt des pauvres patients, y renoncer complétement. L'homœopathie a fait comme la mode, elle a passé. Elle n'est plus portée aujourd'hui que par les gens qui, moitié par entêtement, moitié par ton, tiennent à conserver leurs habitudes et leurs opinions, bonnes ou mauvaises. Du reste, bien peu de médecins homœopathes traitent actuellement leurs clients sans ajouter à la potion ou aux globules *indispensables*, des médicaments aux doses formulées par la médecine classique ; et lorsqu'eux-mêmes tombent malades, vous croyez peut-être qu'ils remettront leur salut entre les mains d'un co-réligionnaire ? Détrompez-vous. Ils s'adresseront même de préférence à un confrère dont ils n'auront pu faire un prosélyte. Comme pour guérir par l'homœopathie, il faut avoir la foi, cela prouve combien elle est vive, puisqu'elle s'éteint même chez les ministres du culte.

L'hydrothérapie est une méthode curative qui consiste dans l'emploi des moyens suivants : l'eau froide à l'intérieur en boisson, et extérieurement sous forme de lotions, d'affusions, de bains et de douches ; l'excitation de la transpiration cutanée par un procédé particulier ; un exercice musculaire méthodique, et enfin un régime alimentaire convenablement dirigé. Cette méthode, qui est due à Priessnitz, a pris naissance en 1829 à Græfenberg, en Allemagne ; elle s'est de là bientôt répandue dans toute l'Europe. Nous ne pouvons ici que donner une idée générale du traitement hydrothérapique, attendu que les détails en sont très compliqués.

Les formes les plus ordinaires de l'application extérieure de l'eau sont les demi-bains, les bains de siége, les bains de la partie postérieure ou latérale de la tête, les lavements, les douches, dont la force et les dispositions se modifient selon les exigeances, depuis la douche en poussière aqueuse jusqu'aux jets de la grosseur de deux et de trois doigts ; puis vient la ceinture mouillée ; le drap mouillé servant à envelopper le malade ; enfin le drap mouillé servant à faire des frictions. La température de l'eau varie depuis 5 ou 6 degrés Réaumur, jusqu'à 15 et quelquefois 20. L'eau est prise à l'intérieur de 12 à 30 verres par jour. A ces moyens il faut ajouter la sobriété, l'exercice en plein air, le régime et la provocation de la sueur dans un certain nombre de maladies.

Cette médication est surtout applicable aux affections chroniques, rhumatismales, goutteuses ; à quelques névroses; à certaines formes rebelles de maladies de la peau. Dans ces cas, elle a rendu et elle rend encore des services à l'art de guérir. Mais malheureusement il est arrivé ce qui a toujours lieu quand surgit une méthode thérapeutique nouvelle ; on a voulu en faire une panacée universelle ; de là des insuccès qui n'ont servi qu'à la déprécier, et aujourd'hui l'hydrothérapie fait surtout l'objet d'entreprises industrielles.

L'électrothérapie, ou traitement des maladies par l'électricité, est une méthode qui consiste à appliquer l'électricité à toutes les maladies dans lesquelles on présume que le système nerveux joue un certain rôle. Cette médication a obtenu quelques succès dans certaines formes de paralysie, dans l'atrophie musculaire progressive, dans les contractures des muscles, l'hystérie, etc. Mais si les hommes de science ont cherché avec bone foi à étendre ses applications, on doit dire que les charlatans se sont bien vite emparés de ce moyen qui, par son appareil quelque peu merveilleux, était bien fait pour attirer l'attention du public. Ses moyens consistent dans l'administration de l'électricité par la machine et la pile électriques ; les applications métalliques, telles que les plaques, les tissus, les chaînes, les buscs, les anneaux, etc., formés de différents métaux ayant la propriété de développer un courant ou une action galvanique. Loin de méconnaître les services que ce traitement a rendus quand il était dirigé par des hommes habiles, et appliqué à des cas qui en réclamaient véritablement l'emploi, nous faisons des vœux pour que ces expériences se continuent, entourées de toutes les garanties désirables.

Mais ce que nous devons signaler, c'est la manière dont on s'y est pris pour exploiter la crédulité publique, en faisant de ce moyen un spécifique des affections nerveuses de toutes sortes, des convulsions, et même du choléra.

La chimiothérapie, ou *médecine chimique, traitement par l'analyse chimique*, etc., est une méthode qui ne voit dans les maladies que des altérations des liquides, et dont la thérapeutique cherche à changer, modifier, augmenter ou diminuer chacun des principes constituant le sang, la sueur, les urines, etc., et à les ramener à leurs proportions normales, d'où dépend la santé. Ce but ne peut être rempli, attendu que les réactions chimiques qui s'obtiennent facilement dans un laboratoire, ne peuvent avoir lieu au sein d'organes doués de la vie, sans altérer profondément leurs tissus.

Les analyses chimiques et microscopiques sont usitées journellement en médecine, mais dans certaines limites, et surtout pour arriver à un diagnostic plus précis des maladies ; quant à en faire la base d'une méthode de traitement, cela rentre dans la catégorie des industries médicales. Les médecins des urines ou jugeurs d'eau, qui ont la prétention de reconnaître les maladies et le traitement qui leur convient à la seule inspection de l'urine, font partie de la classe des médecins-chimistes.

La médecine des somnambules, ou le *magnétisme animal appliqué à la médecine*, repose sur la croyance qu'ont certains individus, qu'une personne endormie par l'influence d'un magnétiseur, peut voir les objets à distance et à travers les obstacles de toute nature, en un mot, jouit d'une lucidité parfaite. Ainsi, faisant l'application de ces principes à la médecine : un malade étant mis en rapport avec une somnambule, celle-ci découvrira et décrira exactement les organes attaqués, quoique situés dans l'intérieur du corps. Mais ce n'est pas tout, si les somnambules ont le privilége de la seconde vue, ils ont aussi celui de la science universelle ; ce sont de très habiles médecins, et quand ils vous ont décrit anatomiquement votre mal, ils couronnent l'œuvre par une prescription qui va infailliblement vous guérir. Tout cela est assurément fort engageant et donne fort envie de s'adresser à la science surnaturelle de ces êtres privilégiés ; mais malheureusement ces prodiges n'existent que dans les livres des magnétiseurs de profession et dans le cerveau malade de quelques fanatiques.

Nous admettons le somnambulisme naturel ausi bien que le somnambulisme artificiel; ce dernier donnant lieu à des phénomènes assez curieux à observer, mais qui ne sont autre chose que des hallucinations de la vue, de l'ouïe, du goût, du toucher, etc. Ainsi les sujets magnétisés décrivent des objets comme s'ils les voyaient en réalité, et qui sont à dix, vingt lieues de là, mais qui souvent n'existent pas du tout; ils accusent dans la bouche le goût d'une substance dont ils ont le souvenir ; à la peau la sensation d'un corps qui les brûle ou qui les glace ; ils se méprennent sur la nature des sensations réelles, boivent de l'eau pour du vin, sont effrayés par un bruit insignifiant, etc. Lorsqu'ils sont réveillés, presque tous ignorent ce qui s'est passé pendant le sommeil.

Quant aux ressources que l'on peut tirer de cet état pour la médecine, nous déclarons bien positivement que nous n'avons jamais vu aucun résultat qui vaille la peine d'être cité ; et pourtant nous avons assisté à bon nombre de séances magnétiques où les jongleries et la mauvaise foi qui y président, nous ont inspiré un dégoût bien mérité.

Il y a quelques années, nous avons accouché une dame qui, ignorant si elle était enceinte, était allée pendant sa grossesse consulter une somnambule en renom ; celle-ci lui avait affirmé qu'elle était hydropique, et lui avait fait en conséquence une prescription qui devait la débarrasser de cette affection : cinq mois après, cette dame mettait au monde un enfant parfaitement à terme ; heureusement que la médication était composée d'herbes inoffensives, qui permirent à la grossesse de suivre sa marche régulière et d'arriver à une heureuse terminaison. Mais que fût-il arrivé si on eût prescrit des substances énergiques, comme cela a lieu encore assez souvent ?

Nous croyons en avoir dit assez sur un sujet qui n'a encore été et ne sera jamais, que nous sachions, d'aucune utilité à l'art de guérir. Nous devions ces explications aux personnes que l'amour du merveilleux séduit trop facilement, et qui tout dernièrement encore voyaient dans leurs tables, des êtres doués du mouvement et de l'intelligencè. En un mot, le magnétisme animal appliqué à la médecine est une des plus grossières duperies de notre siècle, et ne peut être pris au sérieux que par des gens dont le moral a plus besoin de soins que le physique.

Enfin, *le système Raspail*, si toutefois on peut qualifier du nom de système une méthode qui consiste à administrer, quand même et toujours, deux ou trois substances : *Camphre, aloès*, et *calomel* ou *protochlorure de mercure*, dans toutes les maladies, quelles qu'elles soient, sans distinction d'àge, de sexe, de tempérament, etc. Nous ne contestons pas à **M.** Raspail son mérite comme chimiste et comme naturaliste ; mais ce que nous n'acceptons pas, c'est son autorité comme médecin. De ce que le camphre et l'aloès peuvent servir à la conservation d'herbiers et d'animaux composant un cabinet de naturaliste, il ne s'ensuit pas qu'ils doivent conserver la santé des êtres vivants, et surtout de l'homme, et la rétablir quand elle est détruite ou compromise par la maladie. Le motif qui a poussé l'auteur de cette méthode, à laquelle il a attaché son nom, à la populariser par tous les moyens possibles, est trop connu aujourd'hui pour que nous puissions la prendre au sérieux. Pourtant nous devons avertir que l'usage intempestif et immodéré du camphre et de l'aloès n'est pas sans produire de graves accidents, surtout chez les femmes dans certaines conditions et à certaines époques de la vie, telles que la grossesse, l'âge critique, etc. L'aloès détermine une vive irritation sur le gros intestin, souvent suivie d'hémorrhoïdes. Le camphre amène à la longue l'impuissance et des symptômes nerveux alarmants.

La médecine Raspail est exploitée dans quelques pharmacies où un officier de santé donne des *consultations gratuites*, et bourre les pauvres dupes, attirées par cet *appât philantropique*, de camphre, d'aloès et de calomel, qui est une préparation mercurielle des plus énergiques, bien que les *Annuaires de la santé* par M. Raspail, rejettent le mercure de la thérapeutique, et le considèrent comme une des causes principales de nos maladies. Une semblable contradiction entre bien d'autres, suffit pour donner la mesure de la valeur de cette méthode et de la bonne foi de ceux qui l'exploitent. Ajoutons qu'elle perd chaque jour du crédit que les circonstances lui avaient donné, et qu'elle ne tardera pas à disparaître complétement, et cela pour le plus grand bien de l'humanité.

Nous ne terminerons pas cette revue sans dire quelques mots des remèdes secrets et des spécialités pharmaceutiques. Ces produits, comme chacun sait, ont d'après leurs auteurs, des propriétés infaillibles, et peuvent être considérés comme de véritables spécifiques. La vertu de ces remèdes est immense ; le même peut convenir à un grand nombre de cas différents et souvent fort opposés, etc., etc.

On peut les classer en deux catégories : les uns exploités avec autorisation du gouvernement ou approbation de l'Académie de médecine : ce sont les moins nombreux ; les autres vendus sans autorisation et sans approbation : ceux-là sont en bien plus grand nombre. Mais qu'on ne croie pas qu'une approbation académique soit une preuve de la valeur d'un médicament ; pour qui connaît la manière dont s'obtiennent ces sortes de faveurs, il est facile de savoir à quoi s'en tenir. C'est en effet, une question de personnes et d'influences ; et chaque votant, en déposant dans l'urne son bulletin de complaisance, peut dire : tant pis pour les dupes qui s'y laisseront prendre.

Nous n'avons pas l'intention de passer en revue l'innombrable série de ces drogues qui sont plus du domaine du commerce que de la médecine. Signalons seulement combien il est absurde de supposer qu'un médicament toujours le même, puisse convenir dans des maladies différentes et à des personnes d'âge, de sexe et de tempérament différents. On peut dire avec vérité que tous les remèdes secrets et spéciaux sont dangereux et funestes pour la santé publique. Car lors même qu'ils ne le seraient pas par eux-mêmes, ils font que les pauvres malheureux atteints de maladies graves, qui se fient à leurs promesses trompeuses, laissent le mal gagner du terrain, et arrivent trop tard aux soins du médecin dans un état incurable. Le débit de ces drogues est entretenu à grand renfort d'annonces, d'affiches, de prospectus, etc., moyens fort coûteux pour leurs propriétaires. Aussi sont-elles livrées à un prix exorbitant que l'on peut considérer comme un véritable tort pécuniaire fait aux acheteurs ; car il en est qui ne sont pas vendues moins de quinze à vingt fois leur valeur réelle, surtout celles qui ont une autorisation, et par conséquent un privilége d'exploitation ; il serait bien temps que le bon sens public fît justice de cet impôt volontaire.

Il est assurément déplorable de voir toutes ces industries et tous ces systèmes absurdes prônés et exploités par le charlatanisme ; mais il faut avoir le courage de le dire, leur force ne vient que de l'impuissance de la médecine classique dont les principes conduisent nécessairement à de fausses applications thérapeutiques. Est-il surprenant alors, que des malheureux, en proie depuis des années à des affections qui rendent leur existence insupportable, tout en les conduisant au tombeau, s'adressent à ceux qui leur promettent la guérison? C'est donc à nous qu'il appartient de faire cesser cet état de choses en prouvant par des résultats la supériorité de notre savoir sur l'ignorance de ces exploiteurs de la santé publique. Mais pour cela, il faut rejeter hardiment les faux principes de l'école, pour embrasser la croyance véritable, la *médecine de l'expérience et de l'observation*, méthode naturelle d'où découlent les applications les plus heureuses pour la thérapeutique.

Pour être vraie et féconde dans ses œuvres, la médecine ne doit pas admettre d'hypothèses ; elle doit embrasser par sa puissance tous les systèmes et les soumettre indistinctement au creuset de l'observation et de l'expérience. Mais pour que cette étude soit profitable, il faut que l'esprit de celui qui s'y livre soit indépendant et dégagé de toute théorie et de tout système ; il doit examiner avec soin tous les traitements, toutes les recettes et formules, quelle qu'en soit l'origine. Car les médications les plus empiriques fournissent souvent des résultats vraiment extraordinaires, et il est des faits qu'il faut savoir accepter, quoiqu'ils se refusent à toute explication.

Pour nous, que les succès de la pratique récompensent largement de l'insuffisance de la théorie, nous avons toujours agi d'après ces principes, et nous devons à cette manière de faire des guérisons inespérées que nous n'eussions certes pas obtenues par les moyens ordinaires. Cette conduite est bien éloignée, nous en convenons, de celle des académies et des corps savants, qui rejettent systématiquement tout ce qui ne se produit pas dans leur sein, et ne veulent pas admettre que quelque chose de bon puisse naître hors de leur enceinte. Mais gardons-nous bien de troubler l'immobilité scientifique de ces illustrations, qui par leur haine de tout progrès et de toute innovation font dire que seule entre toutes les sciences, la médecine est restée stationnaire.

Nous comprenons qu'il en coûte aux hommes placés dans une haute position scientifique, de renier des principes qu'ils ont professés une partie de leur vie, et cela dans la crainte surtout de porter atteinte à leur gloire et à leur réputation. Il ne saurait en être de même pour le modeste praticien ; sa gloire et sa réputation à lui sont tout entières dans ses succès près de ses malades.

Poursuivons donc notre tâche avec courage sans nous laisser arrêter par l'épithète de *guérisseurs*, dont nous gratifient les princes de la science ; efforçons-nous au contraire de nous en rendre digne en prenant ces paroles pour devise : Guérir quand même, guérir par tous les moyens possibles, envers et contre tout, malgré les facultés et les académies. En agissant ainsi, nous remplirons le but de notre belle profession, et nous prouverons que comme les autres sciences, la médecine fait journellement des progrès.

Nous prions nos lecteurs de ne considérer ce travail que comme l'introduction à un ouvrage auquel nous travaillons depuis bien des années, et qui renfermera pour chaque cas en particulier, les règles hygiéniques et médicales que doivent suivre les personnes atteintes de maladies chroniques.

IMPRIMERIE DE MOQUET, 92, RUE DE LA HARPE.